V

DISCOURS

PRONONCÉ

AUX ÉCOLES DE MÉDECINE,

POUR L'OUVERTURE SOLEMNELLE

DES ÉCOLES DE CHIRURGIE,

le 26 Novembre 1775.

Par Me. CLAUDE LAFISSE,

Docteur-Régent de la Faculté de Médecine en
l'Université de Paris,

ET Professeur de Chirurgie en Langue Françoise.

Sur ce sujet :

Est-il nécessaire au Chirurgien d'être sensible ?

Conveniens homini est hominem servare voluptas,
Et melius nullâ quæritur arte favor.
Ovid. de Ponto, Eleg. 8.

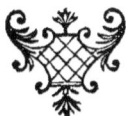

A PARIS,

De l'Imprimerie de QUILLAU, Imprimeur de la Faculté de Médecine, rue du Fouarre.

M. DCC. LXXV.

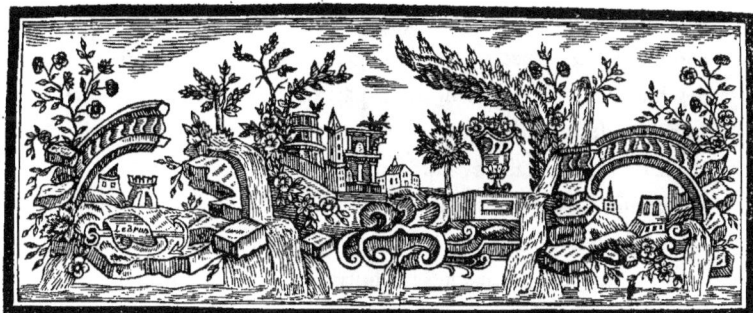

DISCOURS

PRONONCÉ AUX ÉCOLES

DE MÉDECINE.

Eſt-il néceſſaire au Chirurgien d'être ſenſible ?

MONSIEUR LE DOYEN, MESSIEURS,

Tel eſt le fort commun des Arts, qu'ayant tous également pour objet l'agrément ou l'utilité des hommes, ils ne ſçauroient être portés au degré de perfection dont ils ſont ſuſceptibles, s'ils ne ſont animés en quelque ſorte par l'amour de l'humanité. C'eſt cet amour, que la Nature a mis dans tous les cœurs, qui élève l'ame de l'homme de génie & l'excite à faire de grandes choſes ; c'eſt lui qui vivifie les talens, développe le goût, prépare les ſuccès ; ſans lui tout eſt froid, tout languit, tout eſt mort. La Chirurgie feroit-elle donc ſeule incompatible avec un ſentiment ſi fécond & ſi noble ? Cet Art ſalutaire,

A ij

continuellement occupé du foulagement & de la confervation des hommes, exigeroit-il de la part de celui qui l'exerce une ame cruelle, un cœur féroce, &, pour apprendre à guérir les maux de fes femblables, faudroit-il s'accoutumer d'avance à les voir fouffrir d'un œil impitoyable? Non, Meffieurs : s'il eft un Art où la fenfibilité foit néceffaire, s'il en eft un où elle éclaire le jugement, où elle excite l'induftrie, s'il en eft un enfin où elle fe montre avec plus d'avantage, en même-temps qu'elle a plus de fujet de s'exercer, fans doute c'eft la Chirurgie.

Loin d'ici donc ce préjugé cruel, que le Chirurgien eft dur, & qu'il doit s'attacher à le devenir ! & comment pourroit-il l'être? Quel eft l'homme affez inflexible ou plutôt affez barbare, pour foutenir fans émotion le fpectacle multiplié des infirmités humaines, pour n'être point touché des larmes de la douleur & des cris du défefpoir, &, fans le charme de la fenfibilité, qu'eft-ce qui foutiendroit le courage du Chirurgien & celui du malade? Quelle douceur refteroit-il pour l'un, quelle confolation pour l'autre?

Il fe préfente, il eft vrai, des circonftances où le Chirurgien, forcé de prendre un parti rigoureux, doit s'armer auffi d'un courage intrépide. Je fçais qu'alors il ne faut ni ménagement frivole, ni lenteur préjudiciable, ni foibleffe pufillanime; mais cette fermeté même doit être l'effet de la fenfibilité. Quand les reffources font épuifées, le comble de la pitié c'eft de n'en plus avoir : que dis-je, Meffieurs? Dans ces cas malheureux, où la néceffité prefcrit des facrifices, lorfqu'il faut du fang pour conjurer l'orage; que la main feule foit cruelle, & que le cœur refte fenfible.

Peut-être, au premier coup d'œil, jugera-t-on impossible l'assemblage de sentimens si divers & si fort opposés. Comment réunir en même-tems les tendres mouvemens de la compassion, avec une sorte d'apathie que rien n'affecte, les troubles inquiets de la crainte, avec le calme indifférent du sang-froid, la douceur du langage, avec la dureté de l'action ? Comment se rendre assez maître de soi-même, pour être vivement ému à l'intérieur, sans en rien laisser éclater au-dehors ? Un tel effort, je l'avoue, est au-dessus des ames communes, mais celles-là, dans aucun genre, ne sçauroient atteindre à la perfection. C'est à la Nature, qui seule donne le génie, de préparer de même au Chirurgien un cœur ferme & sensible : de son côté, c'est au Chirurgien, en cultivant ses talens, de s'attacher à nourrir dans son ame le germe précieux de la sensibilité. Il le doit pour lui-même, il le doit pour les malades ; &, dans ce double devoir que j'indique, se trouvent heureusement réunis les intérêts des Elèves dont l'instruction m'est confiée, & les intérêts, plus chers encore, des Citoyens & de l'humanité.

En entreprenant de traiter ce sujet, Messieurs, j'en apperçois toutes les difficultés, & je suis trop convaincu de ma foiblesse, pour espérer de les vaincre. Une autre considération m'épouvante encore ; dépourvu de cette éloquence riche & brillante que vous avez admirée dans l'orateur qui m'a précédé, je sens combien il est dangereux pour moi de paroître après lui. Parmi tant de motifs de crainte, une idée seule me rassure & m'anime. Je vais parler de l'humanité devant un corps illustre, dont elle fut l'ame dans tous les tems ; je suis donc sûr, Messieurs, de vous intéresser. Les sentimens que j'aurai mal exprimés, chacun de vous les retrouvera fortement empreints en lui-même; &, si je n'ai pas le mérite de bien dire, j'aurai du moins l'avantage de rappeller dans votre esprit le souvenir du bien que vous avez fait.

Dans quelque rang de la Société que l'homme se trouve placé, quelque soit l'état qu'il embrasse, son but principal, son inclination la plus chère doivent être de s'y distinguer. Trois motifs sur-tout peuvent l'engager à le faire; l'ambition, l'amour des richesses & le desir de faire le bien. En comparant ces trois motifs, il sera facile de juger lequel mérite la préférence; lequel particulièrement convient le mieux au Chirurgien. L'ambition, uniquement occupée d'elle-même, sacrifie tout à ses projets, &, si quelquefois elle veut y faire servir le mérite, elle se contente pour l'ordinaire d'en affecter les dehors. La cupidité, toujours insatiable, n'a d'autre objet que le vil intérêt qui la dévore, &, peu délicate sur le choix des moyens, elle se traîne bassement dans l'obscurité, pour parvenir aux fins qu'elle se propose. La bienfaisance, au contraire, entièrement dévouée au bonheur des autres, ne connoît de gloire que celle d'être utile, n'estime de richesses que celles qu'elle peut répandre. Fille de la vertu, elle en a la tranquillité; elle ne voit dans le passé que des souvenirs agréables, dans le présent, elle trouve des jouissances flatteuses, &, pour l'avenir, elle s'en promet de nouvelles.

Voyons maintenant lequel de ces trois motifs doit animer le Chirurgien. Le dernier est assurément le plus doux; est-il aussi le plus puissant? Suivons des yeux le Chirurgien dans sa carrière; observons-le dès les premiers pas de sa course, & tâchons de démêler quel eft le fentiment dont l'impulfion peut agir le plus vivement fur fon ame.

Du moment qu'on s'adonne à la Chirurgie, on voit de tous côtés fe multiplier les difficultés & les obftacles. Outre la monotonie didactique commune à tous les préceptes élémentaires, les premières études ont encore cela de particulier ici, qu'elles joignent à l'aridité des principes, la trifteffe des idées, & l'amertume des réflexions. Il en eft de même des premiers exercices du Chirurgien. Le voyez-vous, armé du fcalpel de l'anatomie, courbé fur les débris de l'homme, difputer en quelque manière à la mort les trophées de fa victoire, &, la défiant, au fein même de fon empire, s'efforcer de lui arracher fes traits, pour s'en fervir à la combattre, & pour triompher d'elle? C'eft en vain qu'il éprouve cette horreur fecrette qu'infpire aux ames les plus fermes l'image du néant; c'eft en vain que tous fes fens font révoltés; il faut qu'il dompte à la fois & l'averfion des fens, & la répugnance de la raifon; il faut qu'il brave la nature, qui femble le repouffer, pour lui furprendre enfin des fecrets qu'elle a cachés fous des voiles redoutables.

Si du moins ces défagrémens étoient les feuls que le Chirurgien eût à furmonter! Mais il en eft de plus grands encore & de plus difficiles à vaincre. Que notre Elève, attiré par le defir & par l'occafion de s'inftruire, pénètre dans ces retraites publiques de l'indigence où l'on voit raffemblés, dans un petit efpace, une foule innombrable de malheureux accablés d'infirmités de tous les genres : quel affreux fpectacle vient frapper fes regasds! Un morne filence règne dans ces demeures lugubres; l'air qu'on y refpire eft infecté; la douleur & la mort fe difputent partout leurs victimes ; partout l'œil ne rencontre que des objets de terreur. Tant de mifères & tant de maux, les ex-halaifons qui s'élèvent de tant de corps languiffans, tout cela porte dans le cœur l'abattement & la défaillance : & cependant, Meffieurs, ce n'eft-là qu'une partie des dégoûts attachés à la pratique de la Chirurgie.

Vous repréfenterai-je ici, avec le détail des panfemens, l'ap-pareil effrayant des opérations ? Mettrai-je fous vos yeux, & les maux hideux que traite la Chirurgie, & la corruption qui les accompagne, & les membres palpitans fous le couteau qui les mutile ? Raffurez-vous, Meffieurs : j'épargnerai cette peinture à votre délicateffe ; mais fi le récit de ces chofes, fi l'idée feule en fait frémir, que fera-ce du Chirurgien, fpectateur actif de cette fcène d'horreur ? Où trouvera-t-il des forces pour fuppor-ter tant de dégoûts ? Comment pourra-t-il réfifter à tant de fu-jets de découragement ? Sera-t-il foutenu par l'appas de cer-tains honneurs rares, accordés quelquefois au mérite, fouvent à la faveur, toujours au travail de beaucoup d'années ? Cher-chera-t-il à s'exciter lui-même par l'efpérance d'une fortune auffi éloignée qu'incertaine ? Foibles motifs d'émulation pour de fi grands obftacles ! Je n'ai pas befoin de le dire : il faut au Chi-rurgien un aiguillon plus vif, un fentiment plus énergique, & ce fentiment, il doit le trouver dans fon cœur. Qu'il foit fenfi-ble ; & dès-lors tout change pour lui. Un nouvel ordre de cho-fes vient fe préfenter à fa vue ; il n'apperçoit plus que le bien qu'il peut faire ; rien ne l'arrête, rien ne le rebute ; la fenfibilité l'élève au-deffus de toutes les foibleffes ; elle l'anime, elle l'en-flamme, elle change, pour ainfi dire, fon être, fait de lui plus

qu'un

qu'un homme : je me trompe; il commence par elle à l'être véritablement, puifque la perfection de l'homme, fon plus beau caractère, eft l'amour de l'humanité.

Humanité douce & fublime ! précieufe émanation de la Divinité ! Vous rapprochez, vous uniffez les hommes. C'eft vous qui formâtes leurs premiers liens, & c'eft vous qui faites encore les charmes de leur fociété. Vous leur apprenez à s'aimer, à s'entraider dans leurs befoins, & c'eft à vous feule qu'ils doivent leurs talens, leurs vertus, & leurs plaifirs.

Qu'on ne s'étonne donc plus des merveilles que le Chirurgien va opérer, entraîné par ce délicieux penchant. Dans les hôpitaux, chez les malades, en public, en particulier, toujours attentif, toujours empreffé, toujours compatiffant, il entreprend tout avec zèle, fans jamais témoigner la moindre répugnance. S'il éprouve encore quelque trouble intérieur, c'eft qu'il eft touché des maux qu'il voit fouffrir : fi fon vifage paroît quelquefois altéré, c'eft la pitié feule qui s'y peint : s'il lui arrive de gémir de fon état, c'eft parce que l'art ne lui fournit pas toujours des moyens affez prompts ou affez fûrs pour guérir toutes les infirmités.

Plus il eft affligé de l'infuffifance inévitable de la Chirurgie dans certaines circonftances, plus il eft avide d'en connoître toutes les reffources pour des occafions moins fâcheufes. Cette ardeur de s'inftruire eft un nouvel effet de la fenfibilité. Non-feulement elle donne l'amour du travail ; elle le dirige encore, en ne l'appliquant jamais qu'à des objets utiles. Ainfi le Chirurgien, uniquement dévoué au bien de fes femblables, fe renfermera tout entier dans les bornes de fon art, pour atteindre

B

plus sûrement à sa perfection. Eclairé dans le choix de ses études, il négligera les systêmes frivoles, pour s'attacher aux faits de pratique ; il saura distinguer les connoissances vraiment essentielles & nécessaires, d'avec celles qui n'ont pour but qu'une orgueilleuse & vaine ostentation.

Voyez comme attentif à diminuer les souffrances des malades, il s'efforce d'acquérir l'adresse de la main, la légèreté, la promptitude ; comme il s'étudie à perfectionner ses instrumens, pour rendre ses opérations moins longues & plus sûres ; comme il s'exerce lui-même à les pratiquer plus habilement ! Rien n'é-chappe à sa judicieuse prévoyance ; ni l'avantage d'une situa-tion, ni la simplicité d'un appareil, ni la facilité d'un bandage : il s'occupe de tout avec une tendre sollicitude ; il ne craint pas même d'être minutieux, si toute-fois on pouvoit l'être, où tout est de conséquence.

Voilà comme ses talens, que tout autre motif eût rétrécis ou n'eût excités que foiblement, s'étendent, se perfectionnent, sont mis dans toute leur valeur, étant dirigés par la bienfaisance. Chaque jour ajoute quelque chose à ses lumières ; une étude constante accumule dans son esprit les découvertes utiles qui se sont faites avant lui ; la réflexion, l'observation fidèle dévoi-lent à ses yeux de nouveaux mystères. Non content d'avoir par-couru toute l'étendue de son art, il s'efforce à son tour d'en reculer les limites ; il ne sert pas seulement son siècle & sa patrie, il devient encore le bienfaiteur de tous les pays & de tous les siècles.

Mais enfin, pourroit-on me dire, cette sensibilité que j'exige n'est-elle point une chimère ? Quoi donc ! le Chirurgien em-

ploiera le fer & le feu, il fera couler des flots de fang, il càu-
fera des tourmens atroces, & cependant il fera fenfible; & fon
ame ne fera point endurcie par l'habitude de ces opérations
cruelles! Hé! Meffieurs! Dans le tems même qu'il femble étouffer
tout fentiment de compaffion, lorfqu'il paroît le plus inhumain,
que cherche-t-il, que defire-t il, que veut-il, fi ce n'eft le foulagement & la guérifon des malades? Pourquoi donc, faifant tout
pour le bien, ne feroit-il pas fufceptible des impreffions tendres & délicates de la bienfaifance & de la fenfibilité?

Voudroit-on m'objecter encore le précepte de Celfe répété tant
de fois, & que peut-être, en le citant, on n'a jamais approfondi?
Si ce grand homme veut que le Chirurgien fe montre infenfible,
c'eft pour guérir plus fûrement les malades; s'il veut qu'en opé-
rant, il paroiffe ne faire aucune attention aux gémiffemens qui
le frappent, ce n'eft que pour éviter des fautes dangereufes;
en un mot, la dureté qu'il confeille ne doit être qu'apparente;
elle ne doit ni détruire, ni même affoiblir ce penchant naturel
& vertueux qui nous fait plaindre & partager les maux d'autrui.

Avec de femblables difpofitions, le Chirurgien aura fans
doute plus à fouffrir; les gémiffemens que fon oreille n'aura
point repouffés, pénétrant jufqu'au fond de fon ame, y répan-
dront l'affliction & le deuil; fon cœur oppreffé, agité tour-à-
tour par la crainte & par l'efpérance, fera déchiré des mêmes
plaies que fa main aura faites : mais auffi quel ample dédomma-
gement, qu'elle douce confolation, qu'elle joie pure il trouvera
dans fes fuccès !

Je ne parlerai point de la reconnoiffance qu'il a droit d'attendre de la part des malades guéris par fes foins, ni de la gloire

B ij

qu'il acquiert par les prodiges qu'il opère, ni de la réputation qui les fuit : ces différens avantages, fûffent-ils auffi certains qu'ils font en effet douteux, feroient toujours comme étrangers au Chirurgien. C'eft au-dedans de lui-même que la fenfibilité lui fait trouver une récompenfe plus flatteufe & plus affurée, indépendante des préjugés du Peuple, de la révolution des tems, de l'injuftice des hommes, & fur-tout de leur ingratitude. Il en jouit paifiblement par-tout ; elle l'accompagne dans le monde, elle le fuit dans la retraite, elle augmente avec fes travaux, elle fait le bonheur de fa vie ; elle lui refte feule, quand tout femble l'abandonner, & fème encore des fleurs fur les derniers momens d'une longue & refpeɕable vieilleffe.

Vous le favez, Meffieurs, vous qui, dans une carrière auffi laborieufe, mais plus difficile & plus vafte, l'avez éprouvé tant de fois : le plaifir de fervir fes femblables, de leur rendre la fanté, de leur conferver la vie ; en un mot, le plaifir de faire le bien, voilà cette récompenfe précieufe & durable, que ni les efforts de l'envie, ni le changement des circonftances, ni les caprices de la renommée ne fauroient enlever : voilà le prix de tant d'études pénibles, de fonɕions rebutantes entreprifes courageufement par le Chirurgien ; de tant de peines d'efprit, de chagrins & d'inquiétudes qu'il a foufferts ; enfin, voilà les fruits délicieux que la fenfibilité lui produit pour lui-même. Un coup d'œil rapide fuffira pour découvrir également ceux qu'en retirent les malades.

II.
PARTIE.

De tous les biens que l'Etre fuprême a prodigués aux mortels avec tant de magnificence, les premiers fans contredit & les plus précieux font la vie, qui donne la poffeffion des autres, & la

fanté qui nous en fait jouir. Cependant, quelqu'en foit le prix,
toujours occupé de nouveaux projets, n'exiftant que dans l'a-
venir, indifférent pour ce qu'il poffède, avide de tout ce qui
n'eft point en fon pouvoir, l'homme femble ne faire aucun cas
de ces biens ineftimables. Toujours prompt à les facrifier pour
de moindres avantages, il n'en reconnoît toute la valeur que
lorfqu'il eft prêt de les perdre. Eft-il furpris par quelque mala-
die ? Un accident imprévu vient-il caufer quelque défordre
dans fes organes? Auffitôt la crainte s'empare de fon efprit. Son
fang fe glace dans fes veines, quand il mefure des yeux la pro-
fondeur de l'abîme qui s'ouvre fous fes pas; les plus vives douleurs lui font chérir davantage une exiftence qu'il oublioit dans
les plaifirs. Plus le danger eft grand, plus auffi caufe-t-il d'allar-
mes; &, par une trifte fatalité attachée à notre foibleffe, le danger
augmente lui même avec les frayeurs qu'il infpire.

Dans ces momens de défolation & de trouble où le malade,
accablé par fes maux & par fes réflexions, doublement tour-
menté par ce qu'il fent & par ce qu'il redoute, voit la carrière
de la vie fe fermer devant lui; lorfqu'abhorrant la deftruction,
il fe détourne, en friffonnant, pour éviter le glaive de la mort,
qu'il croit voir levé fur fa tête, un rayon d'efpérance vient
rendre le calme à fes fens agités. L'art de guérir lui préfente
des reffources multipliées; un fecours prompt & bien dirigé
peut le fauver encore; mais à qui doit-il confier l'intérêt de fes
jours? Quelle fera la main falutaire qui fermera fes plaies, qui
faura fe frayer habilement une route à l'intérieur même du
corps, pour en arracher des germes deftructeurs, qui, pour conferver la tige, fera tomber adroitement fous le fer des branches

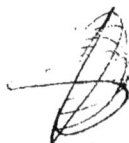

déjà flétries ou incapables de recevoir la nourriture & la vie ?

Les talens reconnus du Chirurgien, ses nombreux succès, contribueront beaucoup à déterminer le choix du malade ; suffiront-ils pour le fixer ? Non, Messieurs. Quelqu'habile que soit un Chirurgien, quelque réputation qu'il se soit faite ; s'il paroît indifférent sur le sort des malades ; si, dans les soins qu'il leur donne, il laisse voir de la négligence ou de la légèreté ; s'il ne leur montre pas au contraire l'intérêt le plus vif ; si, par son assiduité, par ses attentions, il ne leur persuade pas qu'il s'occupe d'eux tout entier & presque uniquement ; s'il ne joint pas enfin l'ame la plus sensible à l'esprit le plus éclairé ; je ne crains pas de le dire ; jamais il n'inspirera cette confiance sans bornes, qui calme les inquiétudes des malades, dissipe leurs craintes, soutient leur espérance ; ni cette parfaite sécurité, qui rend leurs souffrances moins rudes, qui les porte à se soumettre à tout, qui décide souvent leur guérison, & l'accélère presque toujours.

Heureux le malade, qui trouve dans le Chirurgien, dépositaire en quelque sorte de sa santé, les talens & le zèle, la promptitude & la sagesse, le courage & la douceur, l'expérience & la sensibilité ! Les plus grands périls n'ont rien qui l'épouvante ; il repose tranquillement, tandis que l'humanité veille sur lui ; à couvert de ses aîles, il brave les traits de la mort ; &, malgré tous les tourmens qui viennent l'assaillir, élevé par la confiance au-dessus de l'orage, il conserve dans son cœur la paix, l'espoir & la sérénité.

Et qu'on ne pense pas que je m'arrête à de vaines spéculations : la confiance dont je parle est d'autant plus forte qu'elle

eft mieux fondée. Quelle incertitude en effet refteroit-il au malade, quand tout concourt à fa fûreté ? Il n'eft pas feul à de-
firer fa guérifon ; elle eft également l'objet des vœux du Chirurgien. Ce que l'art a de plus efficace, ce que les foins ont de
plus empreffé, tout eft mis en ufage pour hâter la fin de fes
maux, ou du moins pour en adoucir la rigueur. Ces délais fa-
tiguans, dangereux fruits d'un traitement négligé, d'une rou-
tine indolente, &, le dirai-je ? ménagés quelquefois par un
odieux intérêt, l'humanité les réprouve ; le Chirurgien qu'elle
anime les a de même en horreur. Toute fa conduite eft conf-
tamment dirigée au bien des malheureux, dont le fort eft entre
fes mains ; fans autre but que leur prompt rétabliffement, la
route la plus facile, la plus courte & la moins douloureufe
pour y parvenir, eft toujours celle qu'il choifit.

S'agit-il de ces grandes opérations dont le fuccès eft incer-
tain, qui diminuent, pour ainfi dire, l'exiftence des malades,
en les privant de quelque membre effentiel ? Alors quel exa-
men attentif, quelle prudente lenteur, quels efforts multipliés
de la part du Chirurgien fenfible, pour éloigner des moyens
violens ! Combien de fois il quitte, reprend, laiffe tomber encore l'inftrument fatal, avant que de porter fans retour un arrêt
fanguinaire ! Mais auffi quelle hardieffe, quelle fermeté, quelle
préfence d'efprit, lorfqu'il n'eft plus de falut que dans une heu-
reufe témérité !

Ni la crainte des difficultés, ni les follicitations de l'amour
propre, ni l'appas féducteur du gain, n'influent jamais fur fes
jugemens : quelqu'honneur que puiffe lui faire le fuccès écla-
tant d'une opération de conféquence, quelque profit qu'il puiffe

en attendre ; s'il eft poffible de l'éviter, malgré les ennuis d'un traitement auffi long que défagréable, il tentera tous les procédés, il en inventera de nouveaux, fera plus flatté d'une cure moins brillante, &, s'il fait moins pour fa gloire & pour fa fortune, fon cœur fera plus fatisfait.

Guidé par les mêmes principes, un empreffement égal le porte chez tous les malades : on ne le voit jamais, orgueilleux efclave des titres & de l'opulence, dédaigner la demeure obfcure du pauvre languiffant : fous le plus humble toit, comme fous les lambris dorés, partout il voit des hommes, partout ils lui font chers, partout ils ont les mêmes droits à fes fecours.

Ici, Meffieurs, quelle image effrayante vient fe préfenter à mon efprit ? Tranfporté dans les champs de Mars, j'y vois en même-temps la honte de l'humanité & le triomphe de la Chirurgie. Les foudres de la guerre ont enfin ceffé de gronder ; un calme profond fuccède au fracas des armes ; les tourbillons épais de pouffière & de fumée, qui déroboient à la vue les bataillons nombreux animés au carnage, fe diffipent infenfiblement. A mefure que l'air s'éclaircit, au-lieu de ces armées formidables qui couvroient la campagne, on n'apperçoit au loin qu'une vafte folitude. Des mourans & des morts répandus çà & là fur la terre teinte de fang ; quelques foldats difperfés, promenant leurs triftes regards fur le champ de bataille, pour diftinguer parmi tant de corps ceux qui confervent un foible refte de vie. O vous, qui gouvernez les Nations, approchez & voyez !.... Si vos querelles font juftes, qu'il eft affreux de ne pouvoir les terminer que par tant d'horribles maffacres !

Les déplorables victimes de la fureur des combats, couchés
fur

fur la terre, défendus à peine des injures de l'air, attendent
en tremblant des fecours plus effrayans pour eux que le feu
des ennemis. Un Chirurgien impitoyable juftifieroit leurs appré-
henfions ; mais s'il eft fenfible à leurs maux, ce n'eft plus cet
homme dont l'approche les fait frémir ; c'eft un confolateur,
c'eft un ami ; c'eft un dieu tutélaire qui leur apporte la paix &
la guérifon, qui vient acquitter la dette de la Patrie envers fes
braves Défenfeurs.

Dans les tranfports de fon zèle, il femble fe multiplier ;
préfent partout, voyant tous les dangers, donnant des ordres
fûrs & précis, agiffant lui-même avec ardeur, les flots de fang
s'arrêtent fous fa main bienfaifante ; les membres déplacés re-
tournent à leurs jointures ; les os brifés fe rejoignent ; chaque
pièce, pouffée adroitement à fa place, s'y trouve retenue pour
contracter avec les voifines de nouvelles adhérences ; les plaies
fe dilatent, pour rejetter plus aifément le plomb meurtrier
qu'elles renferment, & pour fe réunir plus fûrement ; le volume
du fang eft fagement diminué, pour en prévenir l'effervefcence
incendiaire ; les forces défaillantes font ranimées à propos, par
d'utiles corroborans. La précipitation ne décide point d'opérations hafardées ; tout ce qui peut être guéri fans le fer, n'eft
point foumis à fon tranchant deftructeur ; des milliers de bras
font confervés à leur Prince, des milliers de héros peuvent ef-
pérer encore de marcher à la gloire, & de retourner un jour fe
couvrir de lauriers.

Douteroit-on après cela de ce que peut la fenfibilité du
Chirurgien pour la fûreté des malades ? Eft-il néceffaire de dire
ce qu'elle fait pour leur confolation ?

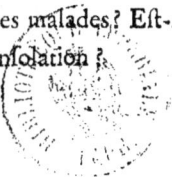

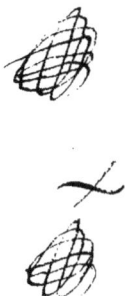

C

Afin de diminuer l'amertume des ennuis & des peines insé-
parables de la condition de l'homme, la nature l'a formé de
manière qu'il trouve de la douceur à confier ses chagrins à des
ames compatissantes, & que, par une espece d'enchantement,
ses souffrances sont comme suspendues par la pitié qu'on lui té-
moigne. Un langage étudié, de longs discours, ne sont point
l'expression de ce tendre sentiment : un seul geste le peint quelquefois ; souvent un mot suffit pour le faire éclater.

Plaignez-vous, disoit en ma présence, un Chirurgien (*) célèbre, aussi recommandable par l'excellence de son cœur, que
par la supériorité de ses talens ; *plaignez-vous*, disoit-il à un
brave Officier, qui, dans les tourmens aigus de l'opération la
plus cruelle, ne se permettoit pas un soupir ; & ce généreux
Militaire, touché d'une pareille invitation, oubliant ses risques
& ses douleurs, verfoit des larmes d'attendrissement. Combien
les secours du Chirurgien deviennent plus précieux ! Combien
ils sont plus efficaces, quand ils sont accompagnés ainsi de pa-
roles consolantes !

Si tous les malades ont droit à la pitié, si tous ont besoin
d'encouragemens, il en est une classe à qui l'on doit plus particulièrement des soins affectueux & de tendres consolations. Je
veux parler de ce sexe délicat & charmant, à qui la nature,
prodigue à-la-fois & marâtre, a donné tant d'infirmités & tant
d'attraits ; qui semble n'être fait que pour souffrir & pour plaire,
& qui reçoit de nouvelles graces de sa foiblesse même. Plus
prompt à s'allarmer, souvent ingénieux à se peindre des périls

(*) M. Sabatier, Chirurgien en Chef de l'Hôtel Royal des Invalides.

imaginaires, ce fexe aimable, comme une jeune fleur que le
moindre vent peut abattre, chancèle bientôt fans appui, &
ne retrouve fa vigueur que lorfqu'il eft aidé par un foutien
officieux.

Qu'elle eft intéreffante, cette époufe timide, qui pour la
première fois éprouve les douleurs d'un enfantement prochain !
Elle voudroit hâter l'inftant qui va la rendre mère, & n'ofe fe
livrer au plaifir de la devenir. Elle tremble pour le fruit inno-
cent de fes chaftes amours ; elle tremble pour elle-même ; les
embraffemens d'un époux qu'elle adore, augmentent fes craintes
& fes defirs. Sans l'efpérance qui l'anime, elle fuccomberoit
aux maux qu'elle endure ; prête à doubler fon exiftence, elle
mourroit de joie, fi les tourmens ne rappelloient fon ame fugi-
tive. Dans ces terribles & doux momens, tout ce qui l'approche paroît occuper fon efprit & redoubler fa tendreffe. Elle
obferve attentivement toutes les perfonnes qui l'entourent ; fes
yeux fe fixent principalement fur celui qui doit la fecourir.
Avec quelle inquiète curiofité elle s'efforce de lire fon fort
dans les traits du Chirurgien ! Avec quelle fatisfaction elle y
découvre la tranquillité, la décence & fur-tout la commifé-
ration ! Raffurée par fes difcours, encouragée par fon zèle,
enhardie par fon honnêteté, elle fe livre aveuglément aux
efforts qui la preffent, elle méprife tous les dangers ; pour prix
de fon courage, elle refpire, & fes vœux font comblés.

N'en doutez pas, Meffieurs, tels font les effets ineftimables
de la fenfibilité du Chirurgien pour les malades : elle fixe leur
confiance, affure leur guérifon, modère leurs douleurs ; elle les

foutient, les charme, les confole; elle fait naître en eux les fentimens durables de la plus vive reconnoiffance. L'homme fenfible,
qui leur rend la fanté, devient un Dieu pour eux; & qu'eft-ce
en effet qui rapproche plus de la Divinité qui donna la vie aux
hommes, que le foin de la leur conferver!

O! vous donc, qu'un penchant louable porte à vous dé-,
vouer à l'art pénible de guérir, jeunes Élèves, foit que des
vues plus étendues vous faffent adonner à la Médecine qui em-
braffe toutes fes parties, foit que, plus refferrés dans vos études,
vous préfériez la Chirurgie, en vous bornant à traiter les maux
extérieurs; avant que de vous engager dans l'une ou l'autre
carrière, confultez bien vos forces & fondez votre cœur.

Sentez-vous en vous-mêmes cette activité des grandes ames,
ce feu du génie, qui triomphent de toutes les difficultés, qui s'é-
lèvent au-deffus de tous les obftacles? Etes-vous nés avec cette
inépuifable fenfibilité qui s'attendrit partout à la vue des mifères
humaines? Suivez la route qui vous plaira le plus. Mais, quelque choix que vous ayez fait, fongez que des deux côtés la
médiocrité n'eft pas moins honteufe, & que l'ignorance eft un
opprobre. Cette capitale immenfe vous fournira dans tous les
genres des exemples illuftres; c'eft vers ces grands modèles
qu'il faut élever vos regards; c'eft à la cime des monts que
croiffent les lauriers dont vous devez vous couronner. Si le
titre de Chirurgien vous flatte, il eft glorieux, il eft refpecta-
ble : tâchez donc de le mériter, & ne vous contentez pas de
ramper dans cette-foule obfcure, qui, fuperbe d'un nom qu'elle
avilit, étrangère à toutes les parties de l'art divin d'Hippocrate,

rejettée d'une part, défavouée de l'autre, calomniant toujours, & toujours méprifée, ne vaut pas la peine qu'on s'occupe à lui affigner une qualité.

Pour vous, Meffieurs, vous, dans tous les tems, les Dépofitaires de la faine doctrine ; vous, les dignes Succeffeurs des Fernel, des Duret, des Houllier, des Sylvius, des Marefcot, des Baillou, des Perdulcis, des Riolan, des Pifon, des Tournefort, des Winflou, des de Juffieu, des Aftruc, des Ferrein, & de tant d'autres, dont les travaux, utiles à l'humanité, ont établi, fur des fondemens inébranlables, la gloire de cette compagnie, quoique bannis par l'injure des fiècles de l'appanage de vos pères, héritiers de leur favoir, encore plus que de leurs poffeffions, le génie de ces grands hommes fera toujours confervé précieufement parmi vous, & vous accompagnera fidélement partout où le fort pourra vous conduire. Les édifices les plus folides font détruits par le tems ; le fouvenir des belles actions ne périt jamais. Tant que les infirmités des hommes les forceront à recourir à la Médecine, on parlera toujours avec admiration de ce que vous avez fait pour fes progrès. L'Anatomie, la Chirurgie, la Botanique, la Chymie, l'Hiftoire Naturelle, toutes les parties enfin de l'art de guérir, cultivées avec foin dans votre ordre, ont été fucceffivement portées par vos Membres au plus haut point de perfection. Les fervices importans que vous avez rendus à l'Etat depuis votre inftitution, la capitale & les provinces, délivrées plufieurs fois par vos confeils d'une contagion funefte, les foins que vous avez toujours pris & qe vous prenez encore de former d'excellens Élèves qui vont répandre dans tout le Royaume & dans l'univers les lumières qu'ils tiennent de vous, tels font les monumens à jamais durables élevés à l'honneur de ce Corps célèbre. Sans éclat emprunté, ne recevant aucun luftre de la fomptuofité des bâtimens, ni de l'appareil extérieur, la gloire dont vous jouiffez vous appartient toute entière & ne faurait vous être enlevée. Que dis-je, Meffieurs? Elle fe répand partout où vous êtes : cet édifice antique (*), ces murs à demi-ruinés, me femblent fe raffermir fur leurs fondemens & s'applaudir encore, après avoir été long-tems le fiége des Oracles des Loix, de fervir aujourd'hui d'azile à une faculté plus ancienne & non moins illuftre.

Peut-être, un jour, obtiendrez-vous du Monarque bienfaifant, que le Ciel réfervoit à la France, une demeure plus fixe, où vous aurez enfin la confolation de placer honorablement les images de vos ancêtres ! & que ne devons-nous pas attendre d'un Roi, qui, dans cet âge où la louange eft fi douce, & la préfomption fi commune, bannit loin de lui les flatteurs, va chercher le mérite oublié dans l'obfcurité de fa retraite, & ne veut fe conduire que par les confeils de l'expérience & de la vertu ? Sans ceffe occupé du bien de fes Peuples, ce Prince équitable & généreux ne laiffera pas languir, fans encouragement & fans récompenfe, une Compagnie favante, confacrée entièrement au falut & à la confervation de fes fujets. Cette efpérance

(*) La faculté de Médecine, ayant été forcée d'abandonner fes Ecoles, qui menaçoient d'une ruine prochaine, a obtenu du Gouvernement les anciennes Ecoles de droit, pour y faire fes exercices, jufqu'à ce qu'il plaife à Sa Majefté d'en ordonner autrement.

eft d'autant mieux fondée, que nos intérêts font appuiés auprès du Trône par un Miniftre patriote, ami des lettres & de l'humanité, dont les vues fublimes & vaftes embraffent à la fois tous les objets qui peuvent concourir au bonheur des Citoyens, & répondre aux intentions du Roi qui veut en être le père.

R A P P O R T des Commiffaires nommés par la Faculté.

EN vertu du Décret porté par la Faculté, le vendredi premier du préfent mois, Nous, Commiffaires nommés, avons lu le Difcours prononcé par M: Lafiffe, pour la rentrée des Ecoles, lequel a pour titre : *Eft - il néceffaire au Chirurgien d'être fenfible ?* Ce point de morale, uni avec adreffe au manuel des opérations de Chirurgie, eft fi bien traité dans ce Difcours, que l'Orateur, en le prononçant, & les Auditeurs, par leurs applaudiffemens, nous ont paru en fentir la néceffité. *Tout eft de conféquence,* dit l'Orateur, lorfqu'il s'agit de foulager fon femblable : Cette maxime, fi précieufe en tout genre, eft d'autant mieux placée dans la bouche du Profeffeur, qu'elle exprime tout-à-la-fois fes fentimens propres & ceux de la Faculté.

Délibéré, ce 6 Décembre 1775.

POUFOUR-DU-PETIT, LE CLERC, DE LA RIVIERE,

GAUTHIER.

Extrait des Regiſtres de la Faculté.

LE vendredi premier Décembre, de l'année 1775, la Faculté de Médecine étant aſſemblée dans les Ecoles ſupérieures ;
ſur la repréſentation de Mᵉ. Le Thieullier, ancien Doyen &
Cenſeur des Ecoles, le Diſcours prononcé le Dimanche pré-
cédent par Mᵉ. Lafiſſe, Profeſſeur de Chirurgie, en Langue
Françaiſe, eſt devenu l'objet d'une délibération particulière. La
queſtion intéreſſante, qui fait le ſujet de ce Diſcours, la manière
plus intéreſſante encore dont elle eſt traitée, l'adreſſe avec la-
quelle l'Orateur a ſçu l'orner des graces du ſentiment & du charme de l'éloquence, avoient également enlevé les applaudiſſemens
du Public & fixé les ſuffrages des Gens de l'Art. En conſé-
quence, du conſentement unanime de tous les Docteurs pré-
ſens, il a été décidé que ce Diſcours ſeroit imprimé aux frais
de la Faculté, pour être diſtribué à ſes Membres, & qu'il en
ſeroit remis à l'Auteur un nombre ſuffiſant d'exemplaires,
comme une marque de la ſatisfaction & de l'eſtime ſinguliere
de la Compagnie ; & c'eſt ainſi que j'ai conclu.

J. L. ALLEAUME, Doyen,

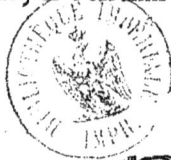

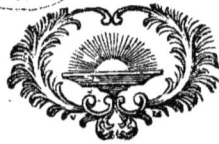

www.ingramcontent.com/pod-product-compliance
Lightning Source LLC
Chambersburg PA
CBHW070147200326
41520CB00018B/5332